INTRODUCTION

Le lymphœdème, une condition souvent méconnue et fréquemment sous-diagnostiquée, se caractérise par l'accumulation anormale de tissu adipeux, principalement dans les membres inférieurs, les hanches et les fesses. Il touche principalement les femmes, avec des estimations suggérant qu'il pourrait affecter jusqu'à 11 % de la population féminine dans le monde. Malgré sa prévalence, le lymphœdème est souvent confondu avec l'obésité ou le lymphœdème, ce qui entraîne un traitement retardé ou insuffisant.

La condition se caractérise par une distribution symétrique de l'excès de graisse, donnant lieu à une silhouette distincte en forme de poire ou de colonne. Au-delà des défis physiques, les personnes atteintes de lymphœdème font souvent face à des douleurs, une sensibilité accrue au toucher et une tendresse dans les zones affectées. Alors que les chercheurs et les professionnels de la santé continuent d'explorer les complexités du lymphœdème, des approches holistiques de gestion, incluant des interventions liées au mode de vie, suscitent un intérêt croissant.

Le Régime RAD est un concept émergent que certaines personnes atteintes de lymphœdème explorent en tant qu'approche complémentaire aux interventions médicales traditionnelles. Bien qu'il soit essentiel de reconnaître qu'il n'existe pas de solution universelle pour le lymphœdème, le Régime RAD est conçu pour s'attaquer aux facteurs potentiels d'inflammation et de dysfonctionnement métabolique, souvent associés à la condition.

CHAPITRE UN

Définition du Lymphœdème

Le lymphœdème est une condition médicale caractérisée par l'accumulation anormale et symétrique de tissu adipeux, généralement dans les membres inférieurs, les hanches et les fesses. Principalement touchant les femmes, le lymphœdème est souvent méconnu et fréquemment confondu avec d'autres troubles tels que l'obésité, entraînant parfois un diagnostic tardif ou erroné.

Cette condition chronique se manifeste par une distribution particulière de la graisse, donnant à la silhouette une apparence en forme de poire ou de colonne. Les personnes atteintes de lymphœdème peuvent éprouver des douleurs, une sensibilité accrue au toucher, et une tendresse dans les zones touchées, ce qui peut avoir des répercussions significatives sur la qualité de vie.

CAUSES ET FACTEURS DE RISQUE DU LYMPHŒDÈME

Le lymphœdème, une condition caractérisée par l'accumulation anormale de tissu adipeux, est influencé par une combinaison complexe de facteurs génétiques, hormonaux et environnementaux. Comprendre les causes et les facteurs de risque du lymphœdème est essentiel pour une prise en charge appropriée de cette condition qui affecte principalement les femmes.

Causes du Lymphœdème :

1. Génétique : Une prédisposition génétique semble jouer un rôle clé dans le développement du lymphœdème. Des antécédents familiaux de la maladie augmentent le risque, indiquant une composante génétique dans la transmission de cette condition.

2. Dysfonction Lymphatique : Une altération du système lymphatique, qu'elle soit génétique ou acquise, est une cause fondamentale du lymphœdème. Cette dysfonction entrave le drainage normal du liquide lymphatique, conduisant à une accumulation excessive de graisse dans

les tissus.

3. Hormones : Les fluctuations hormonales, en particulier les niveaux élevés d'œstrogènes, sont associées au lymphœdème. Des périodes telles que la puberté, la grossesse et la ménopause, caractérisées par des changements hormonaux significatifs, peuvent influencer le développement de cette condition.

4. Facteurs Inflammatoires : L'inflammation chronique est impliquée dans le lymphœdème. Des processus inflammatoires persistent dans les tissus, contribuant à la formation de dépôts graisseux anormaux.

Facteurs de Risque du Lymphœdème :

1. Genre : Le lymphœdème touche principalement les femmes, suggérant un lien avec les hormones féminines. Cependant, il peut également affecter les hommes, bien que moins fréquemment.

2. Antécédents Familiaux : La présence de membres de la famille ayant connu le lymphœdème accroît le risque de développer la maladie. Cette composante génétique est un facteur de risque important.

3. Obésité : Bien que le lymphœdème ne soit pas simplement une question d'obésité, l'excès de poids peut aggraver les symptômes et compliquer la gestion de la condition.

4. Traumatismes Physiques : Des traumatismes physiques, tels que des blessures ou des interventions chirurgicales, peuvent déclencher ou aggraver le lymphœdème.

5. Stress : Le stress, tant physique qu'émotionnel, est un facteur de risque potentiel, car il peut influencer les processus inflammatoires et métaboliques dans le corps.

SYMPTÔMES DU LYMPHŒDÈME

Le lymphœdème, une condition caractérisée par une accumulation anormale de tissu adipeux, présente une variété de symptômes qui peuvent avoir des répercussions significatives sur la vie quotidienne des individus touchés. Comprendre ces manifestations est crucial pour un diagnostic précoce et une gestion appropriée de cette condition souvent sous-diagnostiquée.

1. Distribution Symétrique de la Graisse : Un des signes distinctifs du lymphœdème est la distribution symétrique de l'excès de graisse, principalement dans les membres inférieurs, les hanches et les fesses. Cette répartition crée une silhouette en forme de poire ou de colonne.

2. Sensibilité et Douleur : Les personnes atteintes de lymphœdème peuvent éprouver une sensibilité accrue au toucher dans les zones affectées. Des douleurs, des sensations de lourdeur et d'inconfort peuvent accompagner cette sensibilité.

3. Œdème Persistant : Un œdème persistant, caractérisé par un gonflement des membres, est fréquemment observé. Cet œdème peut être plus prononcé à la fin de la journée et peut ne pas répondre de manière significative au repos ou à l'élévation des membres.

4. Peau Irégulière et Texturée : La peau des zones touchées par le lymphœdème peut présenter des irrégularités et une texture granuleuse due à l'accumulation de graisse anormale. Des changements cutanés, tels que des ecchymoses fréquentes, peuvent également être observés.

5. Diminution de la Mobilité Articulaire : En raison du gonflement persistant et de la sensibilité, la mobilité articulaire peut être réduite. Les activités quotidiennes, telles que la marche ou la montée des escaliers, peuvent devenir plus difficiles.

6. Fatigue et Sensation de Jambes Lourdes : Les personnes atteintes de lymphœdème signalent souvent une fatigue accrue, en particulier dans les membres inférieurs. La sensation de jambes lourdes peut être présente même après un repos adéquat.

7. Impact Psychologique : Outre les symptômes physiques, le lymphœdème peut avoir un impact psychologique significatif. Les changements dans l'apparence physique peuvent entraîner des problèmes d'estime de soi et de santé mentale.

DIAGNOSTIC DU LYMPHŒDÈME

Le diagnostic du lymphœdème repose sur une évaluation approfondie des symptômes cliniques, des antécédents médicaux et des examens physiques. En raison de la complexité de cette condition souvent sous-diagnostiquée, les professionnels de la santé suivent un processus systématique pour parvenir à un diagnostic précis.

1. Anamnèse Médicale : Le processus commence par une anamnèse détaillée, comprenant une discussion approfondie des symptômes présentés par le patient. Les antécédents familiaux, les événements déclencheurs potentiels, et la chronologie des symptômes sont examinés de près.

2. Examen Physique : Un examen physique méticuleux est effectué pour évaluer la distribution de l'excès de graisse, la sensibilité cutanée, la présence d'œdème, et les éventuels changements cutanés. Une attention particulière est portée à la symétrie des dépôts adipeux, un aspect distinctif du lymphœdème.

3. Évaluation des Symptômes : Les symptômes caractéristiques, tels que la douleur, la sensibilité, la fatigue, et la diminution de la mobilité, sont évalués pour obtenir un portrait complet de la condition.

4. Examens Complémentaires : Bien que le diagnostic du lymphœdème soit principalement clinique, des examens complémentaires tels que l'échographie, l'imagerie par résonance magnétique (IRM), ou la lymphoscintigraphie peuvent être utilisés pour évaluer la fonction lymphatique et confirmer le diagnostic.

5. Élimination des Autres Causes : Étant donné que le lymphœdème peut parfois être confondu avec d'autres conditions telles que l'obésité ou le lymphœdème, le professionnel de la santé exclura d'autres causes possibles des symptômes, garantissant ainsi un diagnostic précis.

6. Consultation Spécialisée : En raison de la complexité du lymphœdème, une consultation avec des spécialistes tels que des angiologues, des endocrinologues, ou des physiothérapeutes peut être nécessaire pour affiner le diagnostic et élaborer un plan de gestion personnalisé.

7. Aspects Psychologiques : Étant donné l'impact psychologique du lymphœdème, une évaluation de la santé mentale peut être intégrée pour aborder les aspects émotionnels liés à la condition.

TRAITEMENTS DU LYMPHŒDÈME

Le lymphœdème, une condition caractérisée par l'accumulation anormale de tissu adipeux, nécessite une approche multidisciplinaire pour la gestion des symptômes et l'amélioration de la qualité de vie des personnes touchées. Bien qu'il n'existe pas de cure définitive, diverses interventions visent à atténuer les symptômes et à favoriser le bien-être général.

1. Compression Thérapeutique : Le port de vêtements de compression adaptés est une composante essentielle du traitement du lymphœdème. Ces vêtements exercent une pression graduée sur les membres, favorisant ainsi le drainage lymphatique et réduisant l'œdème.

2. Traitement Décongestif Manuel : La thérapie manuelle, telle que le drainage lymphatique manuel, peut être utilisée pour stimuler le système lymphatique, favorisant ainsi l'élimination des fluides accumulés.

3. Exercice Spécialisé : Un programme d'exercices adapté, sous la supervision d'un professionnel de la santé, peut aider à améliorer la mobilité, réduire la fatigue, et favoriser la circulation lymphatique.

4. Régime Alimentaire Équilibré : Bien qu'aucun régime spécifique ne guérisse le lymphœdème, un régime

alimentaire équilibré peut contribuer à maintenir un poids santé et à réduire l'inflammation. Une consultation avec un nutritionniste peut être bénéfique.

5. Gestion du Poids : Maintenir un poids santé peut aider à atténuer les symptômes du lymphœdème. Cependant, il est important de noter que le lymphœdème n'est pas simplement une question d'obésité, et des personnes de poids normal peuvent également être affectées.

6. Approches Pharmacologiques : Dans certains cas, des médicaments anti-inflammatoires ou diurétiques peuvent être prescrits pour réduire l'inconfort et l'œdème. Cependant, l'utilisation de médicaments doit être soigneusement évaluée par un professionnel de la santé.

7. Chirurgie : Dans les cas graves et résistants au traitement conservateur, la liposuccion peut être envisagée pour éliminer l'excès de graisse. Cependant, cette option comporte des risques et des considérations spécifiques.

8. Gestion du Stress : Étant donné le lien entre le stress et l'inflammation, la gestion du stress par des techniques de relaxation peut jouer un rôle dans la gestion globale du lymphœdème.

RECOMMANDATIONS DE MODE DE VIE

Adopter un mode de vie sain est essentiel pour favoriser le bien-être global, en particulier lorsqu'on fait face à des conditions de santé spécifiques. Pour ceux cherchant à améliorer leur qualité de vie, des ajustements dans l'activité physique, la gestion du stress, et les habitudes de sommeil peuvent jouer un rôle crucial.

A. Activité Physique Régulière

1. Exercices à Impact Modéré : Intégrer des exercices à impact modéré est bénéfique pour maintenir la santé globale. Des activités telles que la natation ou la marche sont douces pour les articulations, favorisant la circulation sanguine et contribuant à la santé cardiovasculaire.

2. Entraînement en Résistance : L'entraînement en résistance, comprenant des exercices de musculation, peut renforcer les muscles et améliorer la stabilité physique. Il est recommandé de travailler avec un professionnel de la santé ou un entraîneur pour élaborer un programme adapté aux besoins individuels.

B. Gestion du Stress

1. Pratiques de Pleine Conscience : Intégrer des pratiques de pleine conscience, comme la méditation et le yoga, peut aider à réduire le stress. Ces techniques favorisent la

relaxation, améliorent la concentration, et contribuent à l'équilibre émotionnel.

2. Sommeil Adéquat : Le sommeil joue un rôle fondamental dans la santé mentale et physique. Maintenir des habitudes de sommeil régulières, créer un environnement propice au repos, et éviter les stimulants avant le coucher sont des stratégies importantes pour favoriser un sommeil réparateur.

CHAPITRE DEUX

La nutrition joue un rôle central dans la gestion du lymphœdème, une condition caractérisée par l'accumulation anormale de tissu adipeux, principalement dans les membres inférieurs, les hanches et les fesses. Bien que la nutrition seule ne puisse pas guérir le lymphœdème, des choix alimentaires judicieux peuvent contribuer de manière significative à la gestion des symptômes et à l'amélioration du bien-être général.

1. Réduction de l'Inflammation : Les choix alimentaires anti-inflammatoires peuvent aider à réduire l'inflammation associée au lymphœdème. Prioriser des aliments riches en antioxydants tels que les fruits, les légumes, et les gras oméga-3 peut contribuer à atténuer les processus inflammatoires dans le corps.

2. Contrôle du Poids : Maintenir un poids santé est crucial dans la gestion du lymphœdème. Des habitudes alimentaires équilibrées, combinées à une activité physique régulière, peuvent contribuer au contrôle du poids, soulageant ainsi la pression sur les membres affectés.

3. Équilibre Nutritionnel : Assurer un équilibre nutritionnel adéquat en incluant une variété d'aliments riches en nutriments essentiels est essentiel. Les protéines,

les glucides complexes, les lipides sains, les vitamines et les minéraux contribuent tous au fonctionnement optimal du corps.

4. Hydratation Adequate : Une hydratation suffisante est cruciale pour le drainage lymphatique et la santé générale. Boire une quantité adéquate d'eau tout au long de la journée peut favoriser la circulation des fluides dans le corps.

5. Limitation des Aliments Inflammatoires : Éviter les aliments transformés, riches en sucres ajoutés, en gras saturés et en sel peut aider à minimiser l'inflammation. Ces aliments peuvent contribuer à la rétention d'eau et aggraver les symptômes du lymphœdème.

EXPLICATION DU RÉGIME RAD

Le "Régime RAD" (Retirer, Ajouter, Diminuer) émerge comme une approche novatrice dans la gestion du lymphœdème, une condition médicale caractérisée par une accumulation anormale de tissu adipeux. L'explication de cette méthode revêt une importance majeure pour guider les individus dans l'adoption de changements alimentaires spécifiques et favoriser une meilleure qualité de vie. Voici les points clés de cette explication :

1. Retirer les Aliments Inflammatoires : Le premier pilier du Régime RAD consiste à retirer les aliments potentiellement inflammatoires de l'alimentation. Cela inclut souvent les aliments transformés, riches en sucres ajoutés, en gras saturés et en sodium. L'explication de cette étape met en lumière le lien entre l'inflammation et le lymphœdème, motivant ainsi les individus à faire des choix alimentaires plus sains.

2. Ajouter des Aliments Nutritifs : L'intégration d'aliments riches en nutriments est un élément clé du Régime RAD. Cela implique d'ajouter des fruits, des légumes, des protéines maigres, des grains entiers, et d'autres aliments bénéfiques pour la santé. L'explication de cette étape met l'accent sur la nécessité de nourrir le corps avec des éléments essentiels pour soutenir la fonction lymphatique

et favoriser le bien-être général.

3. Diminuer le Stress Alimentaire et Émotionnel : Le Régime RAD reconnaît également l'importance de la gestion du stress, tant alimentaire qu'émotionnel. Expliquer cette composante met en évidence la façon dont le stress peut influencer le lymphœdème, encourageant ainsi l'adoption de pratiques de gestion du stress telles que la méditation, le yoga, et une approche plus consciente de l'alimentation.

4. Personnalisation Selon les Besoins Individuels : Une explication approfondie du Régime RAD souligne la flexibilité de cette approche, soulignant que chaque personne peut adapter les recommandations en fonction de ses besoins spécifiques, ses préférences alimentaires, et sa condition de santé globale. Cela encourage une approche personnalisée et durable.

5. Collaboration avec les Professionnels de la Santé : L'explication du Régime RAD met en avant la nécessité d'une collaboration étroite avec les professionnels de la santé, tels que les nutritionnistes et les spécialistes du lymphœdème. Cette collaboration permet un suivi régulier, des ajustements personnalisés et un soutien continu dans la gestion de la condition.

CONTEXTE DANS LA GESTION DU LYMPHŒDÈME

La gestion du lymphœdème, une condition caractérisée par l'accumulation anormale de tissu adipeux, nécessite une approche holistique prenant en compte divers contextes. Comprendre le contexte dans lequel évolue chaque individu est essentiel pour une prise en charge complète et adaptée. Voici les éléments clés du contexte dans la gestion du lymphœdème :

1. Contexte Physique : Le contexte physique englobe les aspects biomédicaux de la condition, y compris les symptômes physiques, la distribution de la graisse, et les éventuelles complications médicales. Comprendre ces éléments permet aux professionnels de la santé d'élaborer des plans de traitement spécifiques, allant de la compression thérapeutique à des interventions plus spécialisées.

2. Contexte Psychologique : Le lymphœdème peut avoir un impact significatif sur la santé mentale. Les changements dans l'apparence physique, la douleur, et les limitations fonctionnelles peuvent influencer le bien-être émotionnel. Considérer le contexte psychologique permet d'adapter la prise en charge en incluant des aspects tels que le soutien

psychologique, la gestion du stress, et la promotion de l'estime de soi.

3. Contexte Social : Les relations sociales et le contexte familial jouent un rôle crucial dans la gestion du lymphœdème. Le soutien familial, la compréhension de l'entourage, et l'accès à des ressources sociales peuvent influencer la capacité d'une personne à faire face à la condition. Considérer ce contexte social contribue à créer un réseau de soutien solide.

4. Contexte Économique : Les implications économiques, y compris l'accès aux soins de santé, aux traitements spécialisés, et aux équipements nécessaires, doivent également être pris en compte. La gestion du lymphœdème peut nécessiter des investissements financiers, et le contexte économique d'une personne peut influencer ses choix de traitement.

5. Contexte Culturel : La compréhension du contexte culturel est cruciale pour assurer une prise en charge sensible et respectueuse. Les croyances culturelles, les pratiques alimentaires, et les perceptions de la santé peuvent influencer les choix de traitement et la manière dont la personne vivant avec le lymphœdème perçoit sa condition.

6. Contexte de Mode de Vie : Le mode de vie, y compris les habitudes alimentaires, l'activité physique, et les routines quotidiennes, a un impact direct sur la gestion du lymphœdème. Intégrer des changements de mode de vie adaptés au contexte individuel peut contribuer de manière significative à la qualité de vie.

7. Contexte Médical Préexistant : Considérer les antécédents médicaux préexistants permet une approche

personnalisée. Certaines conditions médicales peuvent interagir avec le lymphœdème, et la gestion doit être adaptée en conséquence.

AVANTAGES POTENTIELS DU SUIVI DU RÉGIME RAD POUR LES PATIENTS ATTEINTS DE LYMPHŒDÈME

Le Régime RAD (Retirer, Ajouter, Diminuer) émerge comme une approche prometteuse dans la gestion du lymphœdème, offrant aux patients des bénéfices potentiels substantiels. En tant que méthode holistique, le Régime RAD propose des changements alimentaires spécifiques qui peuvent avoir des impacts positifs sur divers aspects de la condition. Voici certains des avantages potentiels pour les patients atteints de lymphœdème :

1. Réduction de l'Inflammation : Le Régime RAD met l'accent sur le retrait d'aliments potentiellement inflammatoires de l'alimentation. Cette approche peut contribuer à réduire l'inflammation systémique, un facteur clé dans le développement et la progression du lymphœdème.

2. Soutien à la Fonction Lymphatique : L'ajout d'aliments nutritifs et la diminution de la consommation d'aliments inflammatoires peuvent favoriser une meilleure fonction lymphatique. Cela peut contribuer à améliorer le drainage lymphatique, réduisant ainsi l'œdème et les symptômes associés au lymphœdème.

3. Contrôle du Poids : En retirant les aliments peu nutritifs et en favorisant des choix alimentaires sains, le Régime RAD peut aider à maintenir un poids santé. Le contrôle du poids est crucial dans la gestion du lymphœdème, réduisant la pression sur les membres et améliorant la mobilité.

4. Encouragement de Choix Alimentaires Sains : Le Régime RAD encourage l'ajout d'aliments riches en nutriments, tels que des fruits, des légumes, et des protéines maigres. Cela assure un apport adéquat en vitamines, minéraux et antioxydants, soutenant ainsi la santé globale du corps.

5. Gestion du Stress : La composante "Diminuer" du Régime RAD s'étend au stress, incluant des pratiques de gestion du stress telles que la méditation et le yoga. La gestion du stress est cruciale, car le stress peut aggraver l'inflammation et influencer la progression du lymphœdème.

6. Personnalisation selon les Besoins Individuels : Une des forces du Régime RAD réside dans sa flexibilité. Les patients peuvent personnaliser les recommandations en fonction de leurs préférences alimentaires, de leurs besoins spécifiques et de leur réponse individuelle à certains aliments.

7. Amélioration de la Qualité de Vie : En combinant ces éléments, le Régime RAD vise à améliorer la qualité de vie

des patients atteints de lymphœdème. En adoptant une approche holistique qui intègre la nutrition, la gestion du stress, et le bien-être général, le Régime RAD offre un cadre complet pour la gestion de cette condition.

PRINCIPES D'UN RÉGIME ANTI-INFLAMMATOIRE POUR LE LYMPHŒDÈME

Un régime anti-inflammatoire joue un rôle crucial dans la gestion du lymphœdème, une condition caractérisée par l'accumulation anormale de tissu adipeux. En mettant l'accent sur des choix alimentaires spécifiques, il est possible de moduler l'inflammation systémique et d'améliorer la qualité de vie des personnes touchées par cette condition. Voici les principes clés d'un régime anti-inflammatoire pour le lymphœdème :

A. Mise en Avant d'Aliments Complets et Nutritifs :

1. Fruits et Légumes : Les fruits et légumes sont riches en vitamines, minéraux et antioxydants. Ils contribuent à réduire l'inflammation et fournissent des fibres bénéfiques pour la santé digestive.

2. Céréales Complètes : Les céréales complètes, telles que le quinoa, l'avoine, et le riz brun, sont sources de fibres et de nutriments qui favorisent la satiété et contribuent à la

gestion du poids.

3. Protéines Maigres : Les sources de protéines maigres, comme le poulet, le poisson, et les légumineuses, fournissent des acides aminés essentiels pour la réparation des tissus, tout en minimisant l'apport en gras saturés.

4. Graisses Saines : Les graisses saines, présentes dans les avocats, les noix, les graines de lin et l'huile d'olive, sont des composants essentiels pour la santé cellulaire et la modulation de l'inflammation.

B. Importance des Acides Gras Omega-3 : Les acides gras omega-3, présents dans les poissons gras tels que le saumon et les graines de chia, jouent un rôle crucial dans la modulation de l'inflammation. Ils peuvent aider à équilibrer les niveaux d'acides gras dans le corps et à réduire l'inflammation chronique associée au lymphœdème.

C. Aliments Riches en Antioxydants : Les antioxydants sont des composés qui aident à neutraliser les radicaux libres responsables de l'inflammation. Des aliments riches en antioxydants comprennent :

1. Baies : Les myrtilles, les framboises, et les fraises sont riches en antioxydants et en vitamines bénéfiques pour la santé.

2. Légumes Verts à Feuilles : Les épinards, le chou frisé, et la bette à carde fournissent des nutriments et des antioxydants essentiels.

3. Thé Vert : Le thé vert est reconnu pour ses propriétés antioxydantes et anti-inflammatoires.

4. Épices : Le curcuma, le gingembre, et la cannelle ont des propriétés anti-inflammatoires et peuvent être intégrés

dans une alimentation équilibrée.

ALIMENTS À INCLURE POUR UNE ALIMENTATION ANTI-INFLAMMATOIRE

Une alimentation anti-inflammatoire joue un rôle essentiel dans la gestion du lymphœdème, favorisant la réduction de l'inflammation et le soutien global de la santé. Voici une liste d'aliments spécifiques à inclure dans une telle alimentation :

A. Aliments Anti-Inflammatoires Spécifiques :

1. Baies : Les myrtilles, les framboises, et les fraises sont riches en antioxydants, tels que les flavonoïdes, qui contribuent à la réduction de l'inflammation.

2. Poissons Gras (Saumon, Maquereau) : Les poissons gras sont riches en acides gras omega-3, des nutriments essentiels qui ont des propriétés anti-inflammatoires. Le saumon et le maquereau sont particulièrement bénéfiques.

3. Noix et Graines : Les noix, les amandes, les graines de chia et de lin sont des sources d'acides gras insaturés

et d'antioxydants, contribuant ainsi à lutter contre l'inflammation.

4. Curcuma et Gingembre : Ces épices sont reconnues pour leurs propriétés anti-inflammatoires. Le curcuma contient de la curcumine, un composé aux effets anti-inflammatoires puïssants, tandis que le gingembre a des propriétés anti-inflammatoires et antioxydantes.

B. Hydratation :

1. Eau en tant que Boisson Principale : L'eau est cruciale pour maintenir une hydratation adéquate, favoriser le drainage lymphatique, et soutenir la santé générale. Il est recommandé de boire suffisamment d'eau tout au long de la journée.

2. Tisanes : Les tisanes à base de plantes, telles que la camomille, la menthe poivrée, et le gingembre, offrent une alternative hydratante et apaisante. Elles peuvent également avoir des propriétés anti-inflammatoires.

ALIMENTS À LIMITER OU ÉVITER POUR LA GESTION DU LYMPHŒDÈME

Une alimentation adaptée pour la gestion du lymphœdème implique non seulement d'inclure des aliments bénéfiques, mais aussi de limiter ou éviter certains éléments qui peuvent aggraver l'inflammation et les symptômes. Voici une liste d'aliments à limiter ou éviter :

A. Aliments Transformés et Sucres Ajoutés :

Les aliments transformés, riches en sucres ajoutés et en ingrédients artificiels, peuvent contribuer à l'inflammation. Il est recommandé de limiter ou d'éviter :

1. Produits de Boulangerie Industriels : Pains blancs, pâtisseries, et biscuits riches en sucres ajoutés.

2. Aliments Préparés : Plats préparés, snacks emballés, et repas prêts à l'emploi souvent riches en additifs et en sodium.

3. Boissons Sucrées : Sodas, jus de fruits industriels et boissons énergétiques contenant des sucres ajoutés.

B. Aliments Riches en Sodium :

Les aliments riches en sodium peuvent contribuer à la rétention d'eau, aggravant ainsi l'œdème. Il est conseillé de limiter ou d'éviter :

1. Aliments Transformés : Soupes en conserve, plats cuisinés, et collations salées.

2. Charcuterie et Viandes Transformées : Bacon, saucisses, et autres viandes transformées contenant souvent des niveaux élevés de sodium.

3. Fromages Salés : Certains fromages, notamment ceux à teneur élevée en sodium.

C. Potentiels Déclencheurs d'Inflammation :

Certains aliments peuvent agir comme déclencheurs d'inflammation et devraient être limités pour les personnes atteintes de lymphœdème :

1. Aliments Épicés : Les aliments épicés peuvent déclencher des réactions inflammatoires chez certaines personnes. Il est conseillé de surveiller les réponses individuelles.

2. Gluten et Produits Laitiers : Certains individus réagissent à ces allergènes alimentaires, ce qui peut potentiellement augmenter l'inflammation. La réduction de leur consommation peut être bénéfique pour certains.

3. Alcool : La consommation excessive d'alcool peut avoir des effets inflammatoires. Il est recommandé de limiter la consommation d'alcool et de surveiller les réponses individuelles.

COMPLÉMENTS NUTRITIONNELS POUR LA GESTION DU LYMPHŒDÈME

Les compléments nutritionnels peuvent jouer un rôle bénéfique dans la gestion du lymphœdème en apportant des nutriments spécifiques qui peuvent soutenir la santé générale. Cependant, il est important de les intégrer de manière réfléchie et personnalisée. Voici une vue d'ensemble des compléments nutritionnels potentiels :

A. Compléments d'Omega-3 :

Les compléments d'acides gras omega-3, tels que l'huile de poisson, peuvent apporter des avantages considérables pour la gestion du lymphœdème. Les omega-3 ont des propriétés anti-inflammatoires et peuvent contribuer à équilibrer les niveaux d'acides gras dans le corps. Cependant, il est essentiel de consulter un professionnel de la santé pour déterminer la posologie appropriée.

B. Vitamine D et Calcium :

1. Vitamine D : La vitamine D joue un rôle crucial dans la santé osseuse et le système immunitaire. Elle peut également être bénéfique pour les personnes atteintes

de lymphœdème. Une exposition modérée au soleil et, si nécessaire, des compléments de vitamine D sous supervision médicale peuvent être envisagés.

2. Calcium : Le calcium est essentiel pour la santé osseuse, et son absorption peut être affectée chez certaines personnes atteintes de lymphœdème. Des compléments de calcium peuvent être recommandés en fonction des besoins individuels.

C. Autres Compléments Potentiels Selon les Besoins Individuels :

Certains compléments peuvent être envisagés en fonction des besoins spécifiques de chaque individu :

1. Antioxydants : Des compléments tels que la vitamine C, la vitamine E, et le sélénium peuvent avoir des propriétés antioxydantes, contribuant ainsi à la gestion de l'inflammation.

2. Collagène : Le collagène est un composant structurel important de la peau et des tissus conjonctifs. Des compléments de collagène peuvent être considérés pour soutenir la santé des tissus.

3. Probiotiques : Les probiotiques peuvent favoriser une santé intestinale optimale, influençant indirectement le système immunitaire et l'inflammation.

4. Magnésium : Le magnésium peut contribuer à la détente musculaire et avoir des effets positifs sur la fonction lymphatique. La supplémentation peut être envisagée en cas de carence.

EXEMPLE DE PLAN ALIMENTAIRE SUR SEPT JOURS POUR LA GESTION DU LYMPHŒDÈME

Un plan alimentaire équilibré peut jouer un rôle crucial dans la gestion du lymphœdème. Voici un exemple de plan sur sept jours, mettant l'accent sur des aliments anti-inflammatoires, riches en nutriments, et favorables à la santé lymphatique. Il est toujours recommandé de consulter un professionnel de la santé ou un nutritionniste pour personnaliser le plan en fonction des besoins individuels.

Jour 1:

• Petit-déjeuner : Smoothie aux baies avec du yaourt grec et des graines de chia.

• Déjeuner : Salade de quinoa avec des légumes colorés et du poulet grillé.

• Dîner : Saumon cuit au four avec des épinards sautés et du quinoa.

Jour 2:

• Petit-déjeuner : Yaourt nature avec des fruits frais et des noix.

• Déjeuner : Sandwich de thon entier avec des légumes frais.

• Dîner : Poitrine de poulet rôtie avec des brocolis et des patates douces.

Jour 3:

• Petit-déjeuner : Omelette aux épinards, tomates et fromage feta.

• Déjeuner : Salade de lentilles avec des légumes et des dés de fromage.

• Dîner : Poisson blanc grillé avec du riz brun et des haricots verts.

Jour 4:

• Petit-déjeuner : Pain complet grillé avec de l'avocat écrasé et des œufs pochés.

• Déjeuner : Wrap de poulet entier avec des légumes frais.

• Dîner : Spaghetti de courgettes avec une sauce tomate maison et des boulettes de viande de dinde.

Jour 5:

• Petit-déjeuner : Smoothie vert avec épinards, banane, et graines de lin.

• Déjeuner : Salade de crevettes avec des légumes variés et des noix.

• Dîner : Filet de saumon grillé avec du quinoa et des asperges.

Jour 6:

• Petit-déjeuner : Parfait au yaourt avec des couches de granola et de fruits.

• Déjeuner : Bol de Buddha avec du riz complet, des légumes rôtis, et du poulet.

• Dîner : Brochettes de tofu avec des légumes sautés et du riz basmati.

Jour 7:

• Petit-déjeuner : Crêpes à la farine d'avoine avec des fraises et du yaourt.

• Déjeuner : Salade de quinoa aux pois chiches, tomates, et concombres.

• Dîner : Poitrine de dinde au four avec du boulgour et des légumes grillés.

CHAPITRE TROIS

Fruits Recipes

Smoothie Bowl aux Baies:

Description du Repas: Un Smoothie Bowl aux Baies est une explosion rafraîchissante de saveurs délicieuses et de nutriments sains. Cette recette énergisante combine des baies mélangées, du yaourt grec onctueux et une garniture croquante de granola pour créer un repas équilibré et satisfaisant.

Ingrédients:

• 1 tasse de baies mélangées (fraises, myrtilles, framboises)

• 1/2 tasse de yaourt grec nature

• 1/4 tasse de granola (choisissez une option faible en sucre)

• Quelques baies entières pour la garniture (facultatif)

• 1 cuillère à soupe de miel (facultatif, pour sucrer selon les goûts)

Instructions:

Étape 1: Dans un mixeur, combinez les baies mélangées et le yaourt grec. Mixez jusqu'à obtention d'une consistance lisse et crémeuse.

Étape 2: Versez le mélange dans un bol.

Étape 3: Ajoutez le granola sur le dessus du smoothie.

Étape 4: Pour une touche sucrée supplémentaire, arrosez de miel selon vos préférences.

Étape 5: Garnissez avec quelques baies entières pour une présentation attrayante.

Information Nutritionnelle par Portion (environ):

• Calories: 220-250

- Protéines: 15g
- Glucides: 30g
- Lipides: 7g
- Fibres: 5g

SALADE CITRONNÉE À L'AVOCAT:

Description du Repas: La Salade Citronnée à l'Avocat est une explosion de fraîcheur et de saveurs vives. Les agrumes mélangés se marient délicieusement avec l'onctuosité de l'avocat, la vivacité de la roquette et la légèreté de la vinaigrette. Un repas léger et satisfaisant pour égayer n'importe quel repas.

Ingrédients:

• 2 tasses de mélange d'agrumes (pamplemousse, orange, pamplemousse rose)

• 1 avocat mûr, coupé en tranches

• 2 poignées de roquette

• 2 cuillères à soupe de vinaigrette légère (huile d'olive, jus de citron, moutarde, sel, poivre)

Instructions:

Étape 1: Dans un grand bol, disposez la roquette comme base de la salade.

Étape 2: Ajoutez les tranches d'avocat sur la roquette.

Étape 3: Disposez le mélange d'agrumes sur l'avocat et la roquette.

Étape 4: Dans un petit bol, préparez la vinaigrette en

mélangeant l'huile d'olive, le jus de citron, la moutarde, le sel et le poivre.

Étape 5: Arrosez la salade de la vinaigrette légère.

Étape 6: Délicatement, mélangez la salade pour enrober tous les ingrédients de la vinaigrette.

Information Nutritionnelle par Portion (environ):

• Calories: 200-220

• Protéines: 3g

• Glucides: 20g

• Lipides: 15g

• Fibres: 7g

BROCHETTES DE ANANAS GRILLÉ :

Description du Repas : Les Brochettes de Ananas Grillé offrent une combinaison irrésistible de douceur tropicale et de saveurs caramélisées. Les morceaux d'ananas, enfilés sur des brochettes et grillés à la perfection, créent un dessert ou une collation estivale délicieusement rafraîchissante.

Ingrédients :

• 1 ananas frais, pelé et coupé en morceaux

• Brochettes en bois (préalablement trempées dans l'eau pour éviter de brûler)

Instructions :

Étape 1 : Préchauffez le grill à feu moyen.

Étape 2 : Enfilez les morceaux d'ananas sur les brochettes trempées.

Étape 3 : Placez les brochettes d'ananas sur le grill préchauffé.

Étape 4 : Faites griller pendant 3 à 5 minutes de chaque côté, ou jusqu'à ce que l'ananas soit doré et caramélisé.

Étape 5 : Retirez les brochettes du grill et laissez-les refroidir pendant quelques minutes.

Conseil : Vous pouvez également badigeonner légèrement les morceaux d'ananas avec du miel avant de les griller pour une touche sucrée supplémentaire.

Information Nutritionnelle (par portion) :

- Calories : 70-80
- Glucides : 18g
- Fibres : 2g
- Sucre : 14g
- Graisses : 0g

SALSA DE MANGUE :

Description du Repas : La Salsa de Mangue est une explosion de saveurs tropicales et de fraîcheur estivale. Les morceaux de mangue sucrée se mélangent harmonieusement avec de l'oignon rouge croquant, de la coriandre fraîche et du jus de lime, créant ainsi une salsa rafraîchissante parfaite pour accompagner des plats mexicains, des fruits de mer ou simplement des chips tortilla.

Ingrédients :

• 2 mangues mûres, coupées en dés

• 1/2 oignon rouge, haché finement

• 1/4 tasse de coriandre fraîche, hachée

• Jus de 2 limes

Instructions :

Étape 1 : Dans un bol moyen, mélangez les dés de mangue, l'oignon rouge haché et la coriandre fraîche.

Étape 2 : Pressez le jus de deux limes sur le mélange de mangue.

Étape 3 : Mélangez délicatement tous les ingrédients jusqu'à ce qu'ils soient bien combinés.

Étape 4 : Laissez reposer la salsa au réfrigérateur pendant environ 15 à 30 minutes pour permettre aux saveurs de se marier.

Étape 5 : Remuez à nouveau avant de servir.

Conseil : Vous pouvez ajouter des dés de tomates, des piments jalapeños ou ajuster la quantité de coriandre selon vos préférences.

Information Nutritionnelle (par portion) :

• Calories : 50-60

• Glucides : 14g

• Fibres : 2g

• Sucre : 10g

• Graisses : 0g

PORRIDGE POMME-CANNELLE À L'AVOINE :

Description du Repas : Le Porridge Pomme-Cannelle à l'Avoine est une délicieuse manière de commencer la journée avec une explosion de saveurs réconfortantes. Les flocons d'avoine cuits à la perfection sont associés à des pommes en dés et saupoudrés de cannelle, créant un petit-déjeuner chaleureux et nourrissant.

Ingrédients :

- 1/2 tasse de flocons d'avoine

- 1 pomme, coupée en dés

- 1/2 cuillère à café de cannelle

- 1 tasse d'eau ou de lait (au choix)

Instructions :

Étape 1 : Dans une casserole, combinez les flocons d'avoine, les dés de pomme et l'eau (ou le lait).

Étape 2 : Portez à ébullition, puis réduisez le feu à doux.

Étape 3 : Laissez mijoter en remuant occasionnellement pendant environ 5-7 minutes, ou jusqu'à ce que l'avoine soit tendre et les pommes soient cuites.

Étape 4 : Saupoudrez de cannelle sur le porridge et remuez bien.

Étape 5 : Retirez du feu et laissez reposer quelques minutes avant de servir.

Conseil : Ajoutez une cuillère à soupe de miel ou de sirop d'érable pour une touche sucrée supplémentaire si désiré.

Information Nutritionnelle (par portion) :

• Calories : 250-300

• Protéines : 7g

• Glucides : 50g

• Fibres : 7g

• Lipides : 3g

PUDDING DE GRAINES DE CHIA AUX MYRTILLES :

Description du Repas : Le Pudding de Graines de Chia aux Myrtilles est une option saine et délicieuse pour le petit-déjeuner ou une collation. Les myrtilles sucrées, les graines de chia riches en fibres, le lait d'amande crémeux et une touche de miel se combinent pour créer une texture onctueuse et une explosion de saveurs.

Ingrédients :

- 1/4 tasse de graines de chia

- 1 tasse de lait d'amande

- 1/2 tasse de myrtilles fraîches ou congelées

- 1 cuillère à soupe de miel (ajustez selon votre goût)

Instructions :

Étape 1 : Dans un bol, mélangez les graines de chia et le lait d'amande.

Étape 2 : Laissez reposer le mélange pendant 5 minutes, puis remuez à nouveau pour éviter les grumeaux.

Étape 3 : Ajoutez les myrtilles au mélange de chia.

Étape 4 : Incorporer délicatement les myrtilles dans le

mélange.

Étape 5 : Ajoutez le miel et mélangez bien.

Étape 6 : Réfrigérez le pudding pendant au moins 2 heures ou toute une nuit pour permettre aux graines de chia de gonfler.

Conseil : Avant de servir, garnissez de myrtilles fraîches supplémentaires et d'un filet de miel, si désiré.

Information Nutritionnelle (par portion) :

• Calories : 200-250

• Protéines : 5g

• Glucides : 30g

• Fibres : 10g

• Lipides : 8g

SALADE DE PASTÈQUE AU FETA :

Description du Repas : La Salade de Pastèque au Feta est une expérience de saveurs rafraîchissante et délicieuse. Les cubes de pastèque juteuse se marient parfaitement avec le feta salé, la menthe fraîche et le glaçage balsamique, créant ainsi une salade estivale légère et pleine de contrastes.

Ingrédients :

• 4 tasses de cubes de pastèque

• 1/2 tasse de feta, émietté

• Quelques feuilles de menthe fraîche, hachées

• Glaçage balsamique

Instructions :

Étape 1 : Dans un grand bol, combinez les cubes de pastèque.

Étape 2 : Ajoutez le feta émietté sur les cubes de pastèque.

Étape 3 : Saupoudrez les feuilles de menthe fraîche sur la salade.

Étape 4 : Au moment de servir, arrosez la salade d'un glaçage balsamique.

Étape 5 : Délicatement, mélangez tous les ingrédients pour bien les enrober de la vinaigrette.

Conseil : Ajoutez des olives noires ou des graines de tournesol pour une touche supplémentaire.

Information Nutritionnelle (par portion) :

• Calories : 150-180

• Protéines : 4g

• Glucides : 20g

• Lipides : 8g

• Fibres : 2g

SALADE CAPRESE À LA PÊCHE ET AU BASILIC :

Description du Repas : La Salade Caprese à la Pêche et au Basilic est une variation rafraîchissante de la classique Caprese. Les tranches de pêches juteuses se superposent à la mozzarella fraîche et aux feuilles de basilic, créant une explosion de saveurs sucrées et salées avec une touche d'arôme de basilic frais.

Ingrédients :

• 2 pêches mûres, tranchées

• 1 boule de mozzarella fraîche, tranchée

• Feuilles de basilic frais

Instructions :

Étape 1 : Sur un grand plat de service, alternez les tranches de pêches et de mozzarella.

Étape 2 : Disposez les feuilles de basilic frais entre les tranches de pêches et de mozzarella.

Étape 3 : Répétez les couches jusqu'à épuisement des ingrédients.

Conseil : Vous pouvez ajouter une pincée de sel et de poivre, ainsi qu'un filet de vinaigre balsamique ou de réduction de balsamique pour rehausser les saveurs.

Information Nutritionnelle (par portion) :

• Calories : 200-250

• Protéines : 10g

• Glucides : 15g

• Lipides : 12g

• Fibres : 2g

CHAPITRE QUATRE

Vegetables Recipes

Méli-mélo de Légumes Rôtis :

Description du Repas : Le Méli-mélo de Légumes Rôtis est une explosion de couleurs et de saveurs. Les carottes sucrées, les poivrons croquants et les courgettes tendres sont délicieusement rôtis avec de l'huile d'olive, créant un plat d'accompagnement sain et savoureux.

Ingrédients :

• 2 carottes, coupées en bâtonnets

• 2 poivrons (couleurs variées), coupés en lanières

• 2 courgettes, coupées en rondelles

• 2 cuillères à soupe d'huile d'olive

• Sel et poivre, au goût

• Herbes de Provence (optionnel)

Instructions :

Étape 1 : Préchauffez le four à 200°C.

Étape 2 : Dans un grand bol, mélangez les bâtonnets de carottes, les lanières de poivrons et les rondelles de courgettes.

Étape 3 : Arrosez d'huile d'olive et assurez-vous que les légumes sont bien enrobés.

Étape 4 : Disposez les légumes sur une plaque de cuisson en une seule couche.

Étape 5 : Saupoudrez de sel, de poivre et d'herbes de Provence, si utilisées.

Étape 6 : Faites rôtir au four pendant 20-25 minutes, ou jusqu'à ce que les légumes soient tendres et légèrement dorés.

Étape 7 : Retirez du four et servez chaud.

Conseil : Ajoutez une gousse d'ail écrasée pour une saveur supplémentaire.

Information Nutritionnelle (par portion) :

• Calories : 120-150

• Protéines : 2g

• Glucides : 15g

• Lipides : 8g

• Fibres : 4g

POIVRONS FARCIS AUX ÉPINARDS ET AUX CHAMPIGNONS :

Description du Repas : Les Poivrons Farcis aux Épinards et aux Champignons sont une option végétarienne délicieuse et nutritive. Les poivrons colorés sont remplis d'un mélange savoureux d'épinards sautés et de champignons, créant un plat équilibré et satisfaisant.

Ingrédients :

- 4 gros poivrons (couleurs variées)
- 2 tasses d'épinards frais, hachés
- 1 tasse de champignons, hachés
- 1 oignon, haché
- 2 gousses d'ail, hachées
- 1 cuillère à soupe d'huile d'olive
- 1 tasse de fromage râpé (mozzarella, parmesan, etc.)
- Sel et poivre, au goût
- Herbes italiennes (optionnel)

Instructions :

Étape 1 : Préchauffez le four à 200°C.

Étape 2 : Coupez le dessus des poivrons et retirez les graines et les membranes.

Étape 3 : Dans une poêle, chauffez l'huile d'olive. Ajoutez l'oignon et l'ail, faites-les sauter jusqu'à ce qu'ils soient dorés.

Étape 4 : Ajoutez les champignons hachés et faites-les sauter jusqu'à ce qu'ils soient tendres.

Étape 5 : Ajoutez les épinards hachés et faites-les sauter jusqu'à ce qu'ils soient flétris. Assaisonnez avec du sel, du poivre et des herbes italiennes, si utilisées.

Étape 6 : Remplissez les poivrons avec le mélange d'épinards et de champignons.

Étape 7 : Garnissez chaque poivron de fromage râpé.

Étape 8 : Placez les poivrons farcis dans un plat allant au four et faites-les cuire au four pendant environ 25-30 minutes, ou jusqu'à ce que les poivrons soient tendres et le fromage doré.

Étape 9 : Retirez du four et servez chaud.

Conseil : Vous pouvez ajouter du riz cuit ou des lentilles au mélange pour plus de substance.

Information Nutritionnelle (par portion) :

• Calories : 180-220

• Protéines : 10g

• Glucides : 15g

• Lipides : 10g

• Fibres : 5g

SAUMON TERIYAKI AUX LÉGUMES ET RIZ DE CHOU-FLEUR :

Description du Repas : Le Saumon Teriyaki aux Légumes et Riz de Chou-Fleur est une option saine et délicieuse qui allie les saveurs riches du saumon teriyaki à la légèreté du riz de chou-fleur et à la fraîcheur des légumes colorés. Ce plat offre une expérience gustative équilibrée et nutritive.

Ingrédients :

• 2 tasses de riz de chou-fleur (préparé)

• 200g de saumon frais, coupé en morceaux

• 1 poivron rouge, coupé en lanières

• 1 poivron jaune, coupé en lanières

• 1 carotte, coupée en fines lamelles

• 1 brocoli, coupé en petits bouquets

• 2 cuillères à soupe d'huile de sésame

• 3 cuillères à soupe de sauce teriyaki

• 2 gousses d'ail, hachées

• 1 cuillère à café de gingembre frais, râpé

• Graines de sésame et ciboule pour garnir

Instructions :

Étape 1 : Dans une poêle, chauffez l'huile de sésame à feu moyen.

Étape 2 : Ajoutez l'ail haché et le gingembre râpé à l'huile chaude. Faites revenir pendant quelques secondes jusqu'à ce qu'ils dégagent leur arôme.

Étape 3 : Ajoutez le saumon dans la poêle et faites-le cuire jusqu'à ce qu'il soit doré des deux côtés.

Étape 4 : Ajoutez les légumes (poivrons, carotte, brocoli) dans la poêle. Faites sauter jusqu'à ce qu'ils soient tendres mais encore croquants.

Étape 5 : Ajoutez le riz de chou-fleur dans la poêle et versez la sauce teriyaki. Mélangez bien pour enrober tous les ingrédients.

Étape 6 : Laissez cuire pendant quelques minutes jusqu'à ce que le riz de chou-fleur soit bien chaud.

Étape 7 : Garnissez de graines de sésame et de ciboule hachée.

Étape 8 : Servez chaud et dégustez ce délicieux sauté.

Conseil : Vous pouvez ajouter d'autres légumes de votre choix, comme des champignons ou des pois mange-tout.

Information Nutritionnelle (par portion) :

• Calories : 350-400

• Protéines : 25g

• Glucides : 20g

• Lipides : 20g

- Fibres : 5g

NOUILLES DE COURGETTES AU PESTO DE BASILIC :

Description du Repas : Les Nouilles de Courgettes au Pesto de Basilic sont une option légère et délicieuse, pleine de saveurs fraîches et herbacées. Les courgettes, spiralées pour imiter des nouilles, sont associées à un pesto de basilic maison, créant un plat végétarien sain et plein de vitalité.

Ingrédients :

• 4 courgettes, spiralées

• 1 tasse de feuilles de basilic frais

• 1/4 tasse de noix de pin

• 1/4 tasse de parmesan râpé

• 2 gousses d'ail, hachées

• 1/2 tasse d'huile d'olive extra vierge

• Sel et poivre, au goût

• Jus de citron (facultatif)

Instructions :

Étape 1 : Dans un mixeur, combinez les feuilles de basilic, les noix de pin, le parmesan râpé et l'ail.

Étape 2 : Ajoutez l'huile d'olive en filet tout en mixant jusqu'à obtention d'une consistance lisse.

Étape 3 : Assaisonnez avec du sel et du poivre. Ajoutez du jus de citron selon vos préférences pour un zeste d'acidité.

Étape 4 : Dans un grand bol, mélangez les courgettes spiralées avec le pesto de basilic.

Étape 5 : Assurez-vous que les courgettes sont bien enrobées de pesto.

Étape 6 : Servez les nouilles de courgettes au pesto garnies de quelques feuilles de basilic frais.

Conseil : Vous pouvez ajouter des tomates cerises coupées en deux ou des copeaux de parmesan supplémentaires pour plus de saveurs.

Information Nutritionnelle (par portion) :

• Calories : 250-300

• Protéines : 5g

• Glucides : 10g

• Lipides : 20g

• Fibres : 4g

HASH DE PATATES DOUCES ET DE CHOU FRISÉ :

Description du Repas : Le Hash de Patates Douces et de Chou Frisé est une fusion délicieuse de saveurs et de nutriments. Les patates douces sautées, le chou frisé frisé et les oignons caramélisés créent un plat riche en vitamines et en saveurs. C'est un choix sain et satisfaisant pour un petit-déjeuner ou un plat d'accompagnement.

Ingrédients :

• 2 patates douces, pelées et coupées en cubes

• 2 tasses de chou frisé, haché

• 1 oignon, émincé

• 2 cuillères à soupe d'huile d'olive

• Sel et poivre, au goût

• 1/2 cuillère à café de paprika (optionnel)

• 1/4 cuillère à café de poudre d'ail (optionnel)

Instructions :

Étape 1 : Dans une poêle, chauffez l'huile d'olive à feu moyen.

Étape 2 : Ajoutez les cubes de patates douces et faites-les sauter jusqu'à ce qu'ils soient dorés et légèrement croustillants.

Étape 3 : Ajoutez les oignons émincés et faites-les sauter avec les patates douces jusqu'à ce qu'ils soient caramélisés.

Étape 4 : Ajoutez le chou frisé haché à la poêle. Faites sauter jusqu'à ce qu'il soit ramolli mais encore vibrant.

Étape 5 : Assaisonnez avec du sel, du poivre, du paprika et de la poudre d'ail selon vos goûts.

Étape 6 : Continuez à faire sauter jusqu'à ce que tous les ingrédients soient bien mélangés et les saveurs se soient combinées.

Étape 7 : Servez chaud et garnissez éventuellement de persil frais haché.

Conseil : Ajoutez un œuf au plat sur le dessus pour un petit-déjeuner copieux.

Information Nutritionnelle (par portion) :

• Calories : 250-300

• Protéines : 4g

• Glucides : 30g

• Lipides : 14g

• Fibres : 5g

EMPILEMENT D'AUBERGINES ET DE TOMATES :

Description du Repas : L'Empilement d'Aubergines et de Tomates est une création savoureuse et visuellement magnifique. Les tranches d'aubergines grillées et les rondelles de tomates juteuses sont empilées en alternance, créant un plat léger et élégant. Le tout est rehaussé par un filet de glaçage balsamique pour une explosion de saveurs.

Ingrédients :

• 1 aubergine, coupée en tranches

• 2 tomates, coupées en rondelles

• Glaçage balsamique

• Huile d'olive

• Sel et poivre, au goût

• Herbes fraîches (basilic, persil) pour la garniture

Instructions :

Étape 1 : Préchauffez le gril à feu moyen.

Étape 2 : Badigeonnez les tranches d'aubergines d'huile d'olive, puis grillez-les jusqu'à ce qu'elles soient tendres et marquées par le gril des deux côtés.

Étape 3 : Pendant ce temps, préparez les rondelles de tomates.

Étape 4 : Sur un plat de service, alternez les tranches d'aubergines et les rondelles de tomates pour créer des empilements.

Étape 5 : Assaisonnez chaque couche avec du sel et du poivre selon votre goût.

Étape 6 : Arrosez généreusement chaque empilement de glaçage balsamique.

Étape 7 : Garnissez de fines herbes fraîches, comme du basilic ou du persil.

Étape 8 : Servez immédiatement en tant qu'entrée légère ou un accompagnement élégant.

Conseil : Vous pouvez ajouter des tranches de mozzarella entre les couches pour une touche de crémeux.

Information Nutritionnelle (par portion) :

• Calories : 120-150

• Protéines : 3g

• Glucides : 15g

• Lipides : 7g

• Fibres : 6g

SALADE CÉSAR AUX CHOUX DE BRUXELLES RÔTIS :

Description du Repas : La Salade César aux Choux de Bruxelles Rôtis est une interprétation délicieuse et unique de la classique salade César. Les choux de Bruxelles rôtis, associés à une vinaigrette César légère, créent une salade savoureuse et raffinée, parfaite en tant qu'entrée ou accompagnement.

Ingrédients :

• 500g de choux de Bruxelles, coupés en deux

• 2 cuillères à soupe d'huile d'olive

• Sel et poivre, au goût

• 1/4 tasse de parmesan râpé (pour la garniture)

• Croûtons (en option)

Pour la Vinaigrette César Légère :

• 3 cuillères à soupe de yaourt grec nature

• 1 cuillère à soupe de mayonnaise légère

• 1 gousse d'ail, écrasée

• 1 cuillère à soupe de jus de citron

- 1 cuillère à café de moutarde de Dijon
- 2 cuillères à soupe de parmesan râpé
- Sel et poivre, au goût

Instructions :

Pour les Choux de Bruxelles Rôtis :

Étape 1 : Préchauffez le four à 200°C.

Étape 2 : Dans un grand bol, mélangez les choux de Bruxelles coupés en deux avec l'huile d'olive, le sel et le poivre.

Étape 3 : Disposez les choux de Bruxelles sur une plaque de cuisson et faites-les rôtir au four pendant environ 20-25 minutes, ou jusqu'à ce qu'ils soient dorés et croustillants.

Pour la Vinaigrette César Légère :

Étape 4 : Dans un petit bol, mélangez le yaourt grec, la mayonnaise légère, l'ail écrasé, le jus de citron, la moutarde de Dijon, le parmesan râpé, le sel et le poivre. Réservez.

Assemblage :

Étape 5 : Dans un grand saladier, mélangez les choux de Bruxelles rôtis avec la vinaigrette César légère jusqu'à ce qu'ils soient bien enrobés.

Étape 6 : Garnissez de parmesan râpé supplémentaire et de croûtons, si désiré.

Étape 7 : Servez la salade César aux choux de Bruxelles rôtis immédiatement.

Conseil : Ajoutez des croûtons maison pour une texture supplémentaire.

Information Nutritionnelle (par portion) :

- Calories : 180-200

- Protéines : 8g
- Glucides : 12g
- Lipides : 12g
- Fibres : 5g

RISOTTO À LA COURGE BUTTERNUT RÔTIE :

Description du Repas : Le Risotto à la Courge Butternut Rôtie est une expérience culinaire réconfortante et crémeuse. La courge butternut rôtie, ajoutée à un risotto onctueux, crée une combinaison parfaite de saveurs riches et de textures crémeuses. Ce plat est idéal pour les journées fraîches et comme plat principal satisfaisant.

Ingrédients :

• 1 tasse de riz à risotto (Arborio)

• 2 tasses de courge butternut, coupée en dés et rôtie

• 1 oignon, haché

• 2 gousses d'ail, hachées

• 4 tasses de bouillon de légumes, chaud

• 1/2 tasse de vin blanc sec

• 1/2 tasse de parmesan râpé

• 2 cuillères à soupe d'huile d'olive

• 1 cuillère à soupe de beurre

• Sel et poivre, au goût

• Noix de muscade (optionnelle)

Instructions :

Étape 1 : Préchauffez le four à 200°C. Toss les dés de courge butternut avec de l'huile d'olive, du sel et du poivre, puis rôtissez-les au four jusqu'à ce qu'ils soient tendres et dorés.

Étape 2 : Dans une grande poêle, chauffez l'huile d'olive et le beurre à feu moyen. Ajoutez l'oignon haché et faites-le revenir jusqu'à ce qu'il soit transparent.

Étape 3 : Ajoutez l'ail haché et faites revenir pendant une minute.

Étape 4 : Ajoutez le riz Arborio dans la poêle et faites-le revenir jusqu'à ce qu'il devienne légèrement translucide.

Étape 5 : Versez le vin blanc dans le riz et remuez jusqu'à absorption.

Étape 6 : Ajoutez une louche de bouillon chaud dans le riz et remuez jusqu'à absorption. Continuez à ajouter le bouillon, une louche à la fois, en remuant fréquemment.

Étape 7 : Lorsque le riz est crémeux et cuit al dente, ajoutez les dés de courge butternut rôtis.

Étape 8 : Ajoutez le parmesan râpé et remuez jusqu'à ce que le fromage fonde et que le risotto ait une consistance crémeuse.

Étape 9 : Assaisonnez avec du sel, du poivre et éventuellement de la noix de muscade.

Étape 10 : Servez chaud, garni de parmesan supplémentaire si désiré.

Conseil : Vous pouvez ajouter des feuilles de sauge ciselées pour une saveur automnale supplémentaire.

Information Nutritionnelle (par portion) :

- Calories : 350-400
- Protéines : 8g
- Glucides : 60g
- Lipides : 10g
- Fibres : 6g

CHAPITRE CINQ

Whole Grains Recipes

Salade de Quinoa aux Légumes :

Description du Repas : La Salade de Quinoa aux Légumes est une option saine et rafraîchissante, parfaite en tant que plat principal ou en accompagnement. Le quinoa cuit est associé à des tomates cerises juteuses, du concombre croquant, et du fromage feta savoureux, créant une salade colorée et délicieuse.

Ingrédients :

• 1 tasse de quinoa, cuit et refroidi

• 1 tasse de tomates cerises, coupées en deux

• 1 concombre, coupé en dés

• 1/2 tasse de fromage feta, émietté

• 1/4 tasse d'olives Kalamata, dénoyautées et coupées en rondelles

• 2 cuillères à soupe d'huile d'olive extra vierge

• Jus d'un citron

• Sel et poivre, au goût

• Persil frais haché pour la garniture

Instructions :

Étape 1 : Dans un grand saladier, mélangez le quinoa cuit avec les tomates cerises coupées en deux.

Étape 2 : Ajoutez les dés de concombre, le fromage feta émietté et les olives Kalamata coupées en rondelles.

Étape 3 : Dans un petit bol, préparez la vinaigrette en mélangeant l'huile d'olive extra vierge, le jus de citron, le sel et le poivre.

Étape 4 : Versez la vinaigrette sur la salade de quinoa et mélangez délicatement pour enrober tous les ingrédients.

Étape 5 : Garnissez de persil frais haché juste avant de servir.

Étape 6 : Servez la salade de quinoa aux légumes comme plat principal léger ou en accompagnement.

Conseil : Ajoutez des graines de grenade pour une touche sucrée et acidulée.

Information Nutritionnelle (par portion) :

• Calories : 300-350

• Protéines : 10g

• Glucides : 35g

• Lipides : 15g

• Fibres : 6g

BOL DE RIZ COMPLET ET HARICOTS NOIRS :

Description du Repas : Le Bol de Riz Complet et Haricots Noirs est une option copieuse et nutritive, parfaite pour un repas sain et équilibré. Le riz complet, les haricots noirs protéinés, le maïs sucré et la salsa piquante se combinent pour créer un bol délicieux et polyvalent.

Ingrédients :

• 1 tasse de riz complet, cuit

• 1 canette (environ 15 oz) de haricots noirs, rincés et égouttés

• 1 tasse de maïs, cuit

• 1/2 tasse de salsa

• Avocat tranché (en option)

• Coriandre fraîche hachée (en option)

• Jus de lime (en option)

• Sel et poivre, au goût

Instructions :

Étape 1 : Dans un bol, combinez le riz complet cuit, les haricots noirs rincés et égouttés, le maïs cuit et la salsa.

Étape 2 : Mélangez bien tous les ingrédients pour les enrober de la salsa.

Étape 3 : Assaisonnez avec du sel et du poivre selon votre goût.

Étape 4 : Ajoutez des tranches d'avocat, de la coriandre fraîche hachée et un filet de jus de lime, si désiré.

Étape 5 : Mélangez à nouveau doucement pour intégrer les garnitures.

Étape 6 : Servez le bol de riz complet et haricots noirs immédiatement.

Conseil : Ajoutez du fromage râpé, de la crème aigre ou une cuillerée de guacamole pour plus de saveurs.

Information Nutritionnelle (par portion) :

• Calories : 400-450

• Protéines : 15g

• Glucides : 75g

• Lipides : 5g

• Fibres : 10g

PÂTES PRIMAVERA AU BLÉ COMPLET :

Description du Repas : Les Pâtes Primavera au Blé Complet sont une célébration de légumes rôtis vibrants associés à des pâtes de blé complet. Ce plat coloré et sain offre une explosion de saveurs naturelles, créant une expérience culinaire légère et délicieuse.

Ingrédients :

• 2 tasses de pâtes de blé complet, cuites

• Assortiment de légumes pour rôtir (courgettes, poivrons, tomates cerises, brocoli, carottes, etc.)

• 2 cuillères à soupe d'huile d'olive

• 3 gousses d'ail, hachées

• Sel et poivre, au goût

• Herbes fraîches (basilic, persil) pour la garniture

• Fromage parmesan râpé (en option)

Instructions :

Étape 1 : Préchauffez le four à 200°C.

Étape 2 : Dans un grand bol, mélangez les légumes coupés avec de l'huile d'olive, de l'ail haché, du sel et du poivre.

Étape 3 : Étalez les légumes sur une plaque de cuisson et faites-les rôtir au four jusqu'à ce qu'ils soient tendres et légèrement dorés.

Étape 4 : Pendant ce temps, faites cuire les pâtes de blé complet selon les instructions sur l'emballage. Égouttez-les et réservez.

Étape 5 : Dans un grand saladier, mélangez les pâtes cuites avec les légumes rôtis.

Étape 6 : Assaisonnez avec du sel et du poivre selon votre goût.

Étape 7 : Garnissez de herbes fraîches hachées, comme du basilic ou du persil.

Étape 8 : Si désiré, saupoudrez de fromage parmesan râpé avant de servir.

Étape 9 : Servez chaud en tant que plat principal ou en accompagnement.

Conseil : Ajoutez des pignons de pin grillés pour une texture croquante.

Information Nutritionnelle (par portion) :

• Calories : 350-400

• Protéines : 10g

• Glucides : 60g

• Lipides : 10g

• Fibres : 8g

SOUPE D'ORGE ET LÉGUMES :

Description du Repas : La Soupe d'Orge et Légumes est un plat réconfortant et nutritif qui marie l'orge tendre avec une variété de légumes dans un bouillon savoureux. Cette soupe copieuse est une source de chaleur et de bienfaits, parfaite pour les journées fraîches.

Ingrédients :

• 1 tasse d'orge perlé, cru

• Assortiment de légumes (carottes, céleri, poireaux, haricots verts, petits pois, etc.)

• 1 oignon, haché

• 2 gousses d'ail, hachées

• 8 tasses de bouillon de légumes

• 2 cuillères à soupe d'huile d'olive

• 1 cuillère à café de thym séché

• 1 feuille de laurier

• Sel et poivre, au goût

• Persil frais haché pour la garniture

Instructions :

Étape 1 : Dans une grande casserole, chauffez l'huile d'olive à feu moyen.

Étape 2 : Ajoutez l'oignon haché et l'ail haché. Faites-les sauter jusqu'à ce qu'ils soient tendres et aromatiques.

Étape 3 : Ajoutez les légumes coupés dans la casserole. Faites-les revenir pendant quelques minutes.

Étape 4 : Versez le bouillon de légumes dans la casserole. Ajoutez le thym séché, la feuille de laurier, du sel et du poivre.

Étape 5 : Portez le bouillon à ébullition, puis réduisez le feu à doux.

Étape 6 : Ajoutez l'orge perlé cru dans la casserole. Remuez bien.

Étape 7 : Couvrez la casserole et laissez mijoter pendant environ 45 minutes à 1 heure, ou jusqu'à ce que l'orge et les légumes soient tendres.

Étape 8 : Vérifiez l'assaisonnement et ajustez selon votre goût.

Étape 9 : Retirez la feuille de laurier avant de servir.

Étape 10 : Servez la soupe d'orge et légumes chaude, garnie de persil frais haché.

Conseil : Ajoutez une pincée de parmesan râpé juste avant de servir pour plus de saveurs.

Information Nutritionnelle (par portion) :

• Calories : 250-300

• Protéines : 8g

• Glucides : 50g

• Lipides : 4g

• Fibres : 8g

SALADE DE FARRO ET BETTERAVES RÔTIES :

Description du Repas : La Salade de Farro et Betteraves Rôties est une combinaison délicieuse de farro rustique, de betteraves sucrées et de fromage de chèvre crémeux, le tout rehaussé d'une vinaigrette légère. Cette salade offre une expérience gastronomique équilibrée et pleine de saveurs.

Ingrédients :

• 1 tasse de farro, cuit et refroidi

• 2 betteraves moyennes, rôties et coupées en dés

• 1/2 tasse de fromage de chèvre, émietté

• 1/4 tasse de noix (noix, noisettes, ou amandes), grillées

• 2 cuillères à soupe d'huile d'olive extra vierge

• 1 cuillère à soupe de vinaigre de cidre de pomme

• Sel et poivre, au goût

• Mélange de jeunes pousses (roquette, épinards, etc.) pour la base

• Grenade pour la garniture (en option)

Instructions :

Étape 1 : Dans un grand saladier, mélangez le farro cuit avec les dés de betteraves rôties.

Étape 2 : Ajoutez le fromage de chèvre émietté et les noix grillées.

Étape 3 : Dans un petit bol, préparez la vinaigrette en mélangeant l'huile d'olive extra vierge, le vinaigre de cidre de pomme, du sel et du poivre.

Étape 4 : Versez la vinaigrette sur la salade de farro et mélangez doucement pour bien enrober tous les ingrédients.

Étape 5 : Disposez un lit de jeunes pousses sur les assiettes de service.

Étape 6 : Ajoutez la salade de farro et betteraves rôties par-dessus.

Étape 7 : Si désiré, garnissez de grains de grenade pour une touche sucrée et acidulée.

Étape 8 : Servez immédiatement comme plat principal ou en accompagnement.

Conseil : Ajoutez des herbes fraîches comme du persil ou de la menthe pour plus de fraîcheur.

Information Nutritionnelle (par portion) :

• Calories : 350-400

• Protéines : 12g

• Glucides : 30g

• Lipides : 20g

• Fibres : 8g

POIVRONS FARCIS AU MILLET ET LÉGUMES :

Description du Repas : Les Poivrons Farcis au Millet et Légumes sont une option délicieuse et nutritive, combinant le millet cuit avec des légumes sautés et farcissant des poivrons colorés. Cette recette équilibrée offre une explosion de saveurs et de textures dans chaque bouchée.

Ingrédients :

• 1 tasse de millet, cuit

• 4 poivrons (couleurs variées)

• 1 tasse de légumes sautés (mélange de poivrons, oignons, courgettes, champignons, etc.)

• 1/2 tasse de tomates concassées

• 1 gousse d'ail, hachée

• 1 cuillère à café d'huile d'olive

• 1 cuillère à café d'assaisonnement italien (ou mélange d'herbes de Provence)

• Sel et poivre, au goût

• Fromage feta émietté (en option)

• Sauce tomate pour la garniture

Instructions :

Étape 1 : Préchauffez le four à 200°C.

Étape 2 : Coupez le haut des poivrons et retirez les graines et les membranes.

Étape 3 : Dans une poêle, chauffez l'huile d'olive à feu moyen. Ajoutez l'ail haché et faites-le sauter jusqu'à ce qu'il soit aromatique.

Étape 4 : Ajoutez les légumes sautés dans la poêle et faites-les revenir jusqu'à ce qu'ils soient tendres.

Étape 5 : Ajoutez le millet cuit et les tomates concassées dans la poêle. Mélangez bien.

Étape 6 : Assaisonnez avec l'assaisonnement italien, du sel et du poivre selon votre goût. Mélangez à nouveau.

Étape 7 : Remplissez chaque poivron avec le mélange de millet et légumes.

Étape 8 : Disposez les poivrons farcis dans un plat de cuisson.

Étape 9 : Ajoutez une cuillère de sauce tomate sur le dessus de chaque poivron.

Étape 10 : Couvrez le plat de cuisson avec du papier d'aluminium et faites cuire au four pendant environ 25-30 minutes, ou jusqu'à ce que les poivrons soient tendres.

Étape 11 : Si désiré, garnissez de fromage feta émietté avant de servir.

Étape 12 : Servez chaud en tant que plat principal ou en accompagnement.

Conseil : Accompagnez les poivrons farcis d'une salade

verte pour un repas équilibré.

Information Nutritionnelle (par portion) :

• Calories : 250-300

• Protéines : 8g

• Glucides : 45g

• Lipides : 5g

• Fibres : 8g

BOL DE PETIT DÉJEUNER AUX BAIES D'ÉPEAUTRE :

Description du Repas : Le Bol de Petit Déjeuner aux Baies d'Épeautre est une manière délicieuse de commencer la journée avec des baies d'épeautre nutritives garnies de yaourt crémeux, de noix croquantes et de fruits frais. Ce bol énergétique offre une combinaison équilibrée de textures et de saveurs pour un petit déjeuner satisfaisant.

Ingrédients :

- 1 tasse de baies d'épeautre, cuites

- 1/2 tasse de yaourt nature

- 1/4 tasse de noix mélangées (amandes, noix, noisettes), concassées

- Assortiment de fruits frais (fraises, bananes, baies, etc.)

- Miel ou sirop d'érable pour sucrer (en option)

Instructions :

Étape 1 : Faites cuire les baies d'épeautre selon les instructions sur l'emballage. Égouttez-les et laissez-les refroidir.

Étape 2 : Dans un bol, disposez les baies d'épeautre cuites.

Étape 3 : Ajoutez une généreuse portion de yaourt nature sur les baies d'épeautre.

Étape 4 : Parsemez de noix mélangées concassées pour une texture croquante.

Étape 5 : Ajoutez des tranches de fruits frais, comme des fraises, des bananes ou des baies.

Étape 6 : Si désiré, arrosez de miel ou de sirop d'érable pour sucrer légèrement.

Étape 7 : Remuez doucement pour mélanger les ingrédients.

Étape 8 : Servez immédiatement comme un bol de petit déjeuner sain et savoureux.

Conseil : Ajoutez des graines de chia ou de lin pour une dose supplémentaire de nutriments.

Information Nutritionnelle (par portion) :

• Calories : 300-350

• Protéines : 10g

• Glucides : 45g

• Lipides : 10g

• Fibres : 8g

BOL DE RIZ COMPLET AU SÉSAME ET GINGEMBRE :

Description du Repas : Le Bol de Riz Complet au Sésame et Gingembre est une fusion délicieuse de riz complet, d'une vinaigrette au sésame et gingembre, d'edamame protéinés et de légumes croquants. Ce bol équilibré offre des saveurs asiatiques vibrantes et une variété de textures pour une expérience culinaire satisfaisante.

Ingrédients :

• 1 tasse de riz complet, cuit

• 1 tasse d'edamame, cuits

• 1 tasse de légumes sautés (poivrons, brocoli, carottes, champignons, etc.)

• 2 cuillères à soupe de graines de sésame

• 2 cuillères à soupe de sauce soja

• 1 cuillère à soupe d'huile de sésame

• 1 cuillère à soupe de vinaigre de riz

• 1 cuillère à café de gingembre frais, râpé

- 1 cuillère à café de miel (en option)
- Ciboule ou coriandre fraîche hachée pour la garniture

Instructions :

Étape 1 : Dans un grand bol, mélangez le riz complet cuit avec les edamames cuits et les légumes sautés.

Étape 2 : Dans un petit bol, préparez la vinaigrette en mélangeant la sauce soja, l'huile de sésame, le vinaigre de riz, le gingembre râpé, et éventuellement du miel pour sucrer légèrement.

Étape 3 : Versez la vinaigrette sur le mélange de riz et mélangez délicatement pour bien enrober tous les ingrédients.

Étape 4 : Ajoutez les graines de sésame et remuez à nouveau.

Étape 5 : Garnissez de ciboule ou de coriandre fraîche hachée.

Étape 6 : Servez le bol de riz complet au sésame et gingembre immédiatement.

Conseil : Ajoutez des tranches d'avocat ou des quartiers de citron vert pour une touche de fraîcheur.

Information Nutritionnelle (par portion) :

- Calories : 400-450
- Protéines : 15g
- Glucides : 60g
- Lipides : 12g
- Fibres : 8g

CHAPITRE SIX

Lean Proteins Recipes

Brochettes de Poulet Grillé :

Description du Repas : Les Brochettes de Poulet Grillé sont une explosion de saveurs juteuses et aromatiques. Le poulet est mariné dans un mélange d'herbes parfumées, puis grillé à la perfection sur des brochettes. Ces brochettes sont idéales pour un repas estival léger et délicieux.

Ingrédients :

• 500g de poitrines de poulet, coupées en cubes

• 2 cuillères à soupe d'huile d'olive

• Jus d'un citron

• 2 gousses d'ail, hachées

• 1 cuillère à soupe de romarin frais, haché

• 1 cuillère à soupe de thym frais, haché

• Sel et poivre, au goût

• Brochettes en bois, trempées dans l'eau

Instructions :

Étape 1 : Dans un bol, mélangez l'huile d'olive, le jus de citron, l'ail haché, le romarin, le thym, du sel et du poivre pour créer la marinade.

Étape 2 : Ajoutez les cubes de poulet à la marinade, en vous assurant qu'ils sont bien enrobés. Couvrez le bol et laissez mariner au réfrigérateur pendant au moins 30 minutes.

Étape 3 : Préchauffez le grill à feu moyen.

Étape 4 : Enfilez les cubes de poulet marinés sur les brochettes en bois.

Étape 5 : Placez les brochettes de poulet sur le gril

préchauffé.

Étape 6 : Faites griller les brochettes pendant environ 10-12 minutes, en les retournant à mi-cuisson, jusqu'à ce que le poulet soit bien cuit et doré.

Étape 7 : Retirez les brochettes du gril et laissez reposer quelques minutes avant de servir.

Étape 8 : Servez les Brochettes de Poulet Grillé avec des accompagnements de votre choix.

Conseil : Servez avec une sauce tzatziki, une salade grecque ou du riz pilaf.

Information Nutritionnelle (pour une portion) :

• Calories : 250-300

• Protéines : 30g

• Glucides : 1g

• Lipides : 15g

• Fibres : 0g

SAUMON AU FOUR AU CITRON :

Description du Repas : Le Saumon au Four au Citron est une option légère, fraîche et délicieuse. Le saumon est assaisonné avec du citron, de l'ail et des herbes, puis cuit au four pour une texture tendre et des saveurs éclatantes. Un plat simple et sain qui met en valeur la qualité du saumon.

Ingrédients :

• 4 filets de saumon

• Jus de 2 citrons

• Zeste d'un citron

• 2 gousses d'ail, hachées

• 2 cuillères à soupe d'huile d'olive

• 1 cuillère à café de thym frais, haché

• 1 cuillère à café de persil frais, haché

• Sel et poivre, au goût

• Tranches de citron pour la garniture

Instructions :

Étape 1 : Préchauffez le four à 200°C.

Étape 2 : Dans un bol, mélangez le jus de citron, le zeste de citron, l'ail haché, l'huile d'olive, le thym, le persil, du sel et du poivre pour créer la marinade.

Étape 3 : Placez les filets de saumon dans un plat de cuisson et versez la marinade sur le dessus, en vous assurant que le saumon est bien enrobé.

Étape 4 : Ajoutez quelques tranches de citron sur le dessus des filets de saumon.

Étape 5 : Faites cuire au four pendant environ 15-20 minutes, ou jusqu'à ce que le saumon soit cuit à votre goût.

Étape 6 : Retirez le saumon du four et laissez reposer quelques minutes avant de servir.

Étape 7 : Garnissez de tranches de citron supplémentaires et de fines herbes fraîches, si désiré.

Étape 8 : Servez le Saumon au Four au Citron avec des accompagnements de votre choix.

Conseil : Accompagnez de riz basmati, de quinoa ou de légumes rôtis.

Information Nutritionnelle (pour une portion) :

• Calories : 300-350

• Protéines : 25g

• Glucides : 2g

• Lipides : 20g

• Fibres : 1g

POIVRONS FARCIS À LA DINDE ET AU QUINOA :

Description du Repas : Les Poivrons Farcis à la Dinde et au Quinoa sont une option savoureuse et équilibrée, combinant la saveur de la dinde maigre, la texture du quinoa et une sélection d'épices. Ces poivrons farcis offrent un repas complet avec une variété de nutriments dans chaque bouchée.

Ingrédients :

• 4 poivrons (couleurs variées)

• 500g de dinde hachée

• 1 tasse de quinoa, cuit

• 1 oignon, haché

• 2 gousses d'ail, hachées

• 1 boîte (environ 400g) de tomates concassées

• 1 cuillère à café de paprika

• 1 cuillère à café de cumin moulu

• 1 cuillère à café de coriandre moulue

• Sel et poivre, au goût

- Fromage râpé (cheddar, mozzarella) pour la garniture
- Persil frais haché pour la garniture

Instructions :

Étape 1 : Préchauffez le four à 200°C.

Étape 2 : Coupez le haut des poivrons et retirez les graines et les membranes.

Étape 3 : Dans une poêle, faites revenir l'oignon haché et l'ail haché jusqu'à ce qu'ils soient tendres.

Étape 4 : Ajoutez la dinde hachée à la poêle et faites-la cuire jusqu'à ce qu'elle soit bien dorée.

Étape 5 : Ajoutez les tomates concassées, le paprika, le cumin, la coriandre, du sel et du poivre dans la poêle. Mélangez bien.

Étape 6 : Incorporez le quinoa cuit dans la préparation. Mélangez jusqu'à ce que tous les ingrédients soient bien combinés.

Étape 7 : Farcissez les poivrons avec le mélange de dinde, quinoa et épices.

Étape 8 : Placez les poivrons farcis dans un plat de cuisson.

Étape 9 : Garnissez chaque poivron de fromage râpé.

Étape 10 : Faites cuire au four pendant environ 25-30 minutes, ou jusqu'à ce que les poivrons soient tendres.

Étape 11 : Garnissez de persil frais haché avant de servir.

Étape 12 : Servez les Poivrons Farcis à la Dinde et au Quinoa chauds.

Conseil : Accompagnez d'une salade verte pour un repas équilibré.

Information Nutritionnelle (par portion) :

- Calories : 350-400
- Protéines : 30g
- Glucides : 30g
- Lipides : 15g
- Fibres : 6g

SAUTÉE DE CREVETTES ET LÉGUMES :

Description du Repas : La Sautée de Crevettes et Légumes est une explosion de saveurs asiatiques avec des crevettes succulentes, du brocoli croquant et des pois mange-tout, le tout enrobé d'une sauce au gingembre et soja. Ce plat rapide et sain offre une combinaison parfaite de protéines, de légumes et d'arômes.

Ingrédients :

• 500g de crevettes, décortiquées et déveinées

• 2 tasses de brocoli, coupé en petits bouquets

• 1 tasse de pois mange-tout

• 2 cuillères à soupe d'huile d'olive

• 3 gousses d'ail, hachées

• 1 pouce de gingembre frais, râpé

• 1/4 tasse de sauce soja

• 2 cuillères à soupe de sauce d'huître

• 1 cuillère à soupe de miel

• 1 cuillère à soupe d'amidon de maïs (facultatif, pour épaissir la sauce)

- Grain de sésame et oignons verts hachés pour la garniture
- Riz cuit pour servir

Instructions :

Étape 1 : Dans un bol, mélangez les crevettes avec la sauce soja et réservez pendant quelques minutes.

Étape 2 : Dans une poêle ou un wok, chauffez l'huile d'olive à feu moyen-élevé.

Étape 3 : Ajoutez l'ail haché et le gingembre râpé dans la poêle, faites-les sauter pendant une minute jusqu'à ce qu'ils deviennent aromatiques.

Étape 4 : Ajoutez les crevettes marinées à la poêle. Faites-les sauter pendant 2-3 minutes jusqu'à ce qu'elles deviennent roses.

Étape 5 : Ajoutez le brocoli et les pois mange-tout dans la poêle. Faites-les sauter pendant 3-4 minutes jusqu'à ce qu'ils soient légèrement tendres mais encore croquants.

Étape 6 : Dans un petit bol, mélangez la sauce d'huître, le miel et l'amidon de maïs (si utilisé). Ajoutez ce mélange à la poêle et mélangez bien.

Étape 7 : Laissez la sauce mijoter pendant quelques minutes jusqu'à ce qu'elle épaississe légèrement.

Étape 8 : Garnissez de graines de sésame et d'oignons verts hachés.

Étape 9 : Servez la Sautée de Crevettes et Légumes sur du riz cuit.

Conseil : Ajoutez des morceaux de piment rouge pour un peu de piquant supplémentaire.

Information Nutritionnelle (par portion) :

- Calories : 300-350
- Protéines : 25g
- Glucides : 20g
- Lipides : 15g
- Fibres : 3g

CURRY DE LENTILLES ET LÉGUMES :

Description du Repas : Le Curry de Lentilles et Légumes est une explosion de saveurs avec des lentilles riches en protéines, une variété de légumes colorés, le tout mijotant dans une sauce au curry de coco. Ce plat végétarien est une option délicieuse et nourrissante pour tous les amateurs de saveurs exotiques.

Ingrédients :

• 1 tasse de lentilles (corail ou vertes), rincées et égouttées

• 1 boîte (400 ml) de lait de coco

• 2 tasses de légumes variés (carottes, pois, poivrons, courgettes, etc.), coupés en dés

• 1 oignon, haché

• 3 gousses d'ail, hachées

• 1 pouce de gingembre frais, râpé

• 2 cuillères à soupe de pâte de curry rouge ou jaune

• 1 cuillère à soupe d'huile végétalienne (coco ou autre)

• 1 cuillère à café de curcuma

• 1 cuillère à café de cumin moulu

- Sel et poivre, au goût
- Coriandre fraîche hachée pour la garniture
- Riz cuit pour servir

Instructions :

Étape 1 : Dans une grande casserole, faites chauffer l'huile à feu moyen. Ajoutez l'oignon haché et faites-le revenir jusqu'à ce qu'il soit tendre.

Étape 2 : Ajoutez l'ail haché et le gingembre râpé dans la casserole. Faites-les sauter pendant une minute jusqu'à ce qu'ils dégagent leur arôme.

Étape 3 : Ajoutez la pâte de curry dans la casserole et mélangez bien avec les oignons, l'ail et le gingembre.

Étape 4 : Ajoutez les légumes coupés en dés dans la casserole. Mélangez-les pour qu'ils soient bien enrobés de la pâte de curry.

Étape 5 : Incorporer les lentilles rincées dans la casserole.

Étape 6 : Ajoutez le lait de coco, le curcuma, le cumin, du sel et du poivre selon votre goût. Mélangez bien.

Étape 7 : Portez le mélange à ébullition, puis réduisez le feu et laissez mijoter pendant environ 20-25 minutes, ou jusqu'à ce que les lentilles et les légumes soient tendres.

Étape 8 : Rectifiez l'assaisonnement selon vos préférences.

Étape 9 : Servez le Curry de Lentilles et Légumes sur du riz cuit.

Étape 10 : Garnissez de coriandre fraîche hachée avant de servir.

Conseil : Ajoutez du jus de citron frais pour une touche de fraîcheur.

Information Nutritionnelle (par portion) :

- Calories : 350-400
- Protéines : 15g
- Glucides : 40g
- Lipides : 20g
- Fibres : 10g

CHAPITRE SEPT

Toast à l'Avocat avec Œuf Poché :

Description du Repas : Le Toast à l'Avocat avec Œuf Poché est une option de petit déjeuner saine et délicieuse. L'avocat crémeux est étalé sur du pain complet, puis garni d'un œuf poché pour une combinaison parfaite de textures et de saveurs. Un repas satisfaisant et équilibré pour commencer la journée.

Ingrédients :

• 2 tranches de pain complet

• 1 avocat, pelé et écrasé

• 2 œufs

• Sel et poivre, au goût

• Flocons de piment rouge (en option)

• Ciboulette ou coriandre fraîche hachée pour la garniture

Instructions :

Étape 1 : Faites griller les tranches de pain complet.

Étape 2 : Pendant ce temps, préparez les œufs pochés. Portez une casserole d'eau à ébullition, puis réduisez à feu doux. Cassez chaque œuf dans une tasse séparée. Faites tourbillonner l'eau dans la casserole et déposez délicatement chaque œuf au centre du tourbillon. Cuisez pendant environ 3 minutes pour un œuf poché avec le jaune coulant. Retirez les œufs avec une cuillère perforée et égouttez-les.

Étape 3 : Étalez l'avocat écrasé sur les tranches de pain grillé.

Étape 4 : Placez délicatement un œuf poché sur chaque tranche d'avocat.

Étape 5 : Assaisonnez avec du sel, du poivre et des flocons de piment rouge, selon votre goût.

Étape 6 : Garnissez de ciboulette ou de coriandre fraîche hachée.

Étape 7 : Servez le Toast à l'Avocat avec Œuf Poché immédiatement.

Conseil : Ajoutez des tomates cerises coupées en deux ou des épinards pour une variété supplémentaire.

Information Nutritionnelle (pour une portion) :

• Calories : 300-350

• Protéines : 15g

• Glucides : 25g

• Lipides : 18g

• Fibres : 8g

SALADE SAUMON AVOCAT :

Description du Repas : La Salade Saumon Avocat est une explosion de saveurs fraîches et nutritives. Le saumon émietté, l'avocat crémeux et les légumes verts mélangés créent une salade équilibrée et délicieuse. Parfaite pour un déjeuner léger ou un dîner sain.

Ingrédients :

• 200g de saumon cuit, émietté

• 1 avocat, coupé en tranches

• 4 tasses de légumes verts mélangés (laitue, épinards, roquette, etc.)

• Jus d'un citron

• 2 cuillères à soupe d'huile d'olive

• Sel et poivre, au goût

• Graines de sésame (en option) pour la garniture

Instructions :

Étape 1 : Dans un grand bol, disposez les légumes verts mélangés.

Étape 2 : Ajoutez le saumon émietté sur les légumes verts.

Étape 3 : Ajoutez les tranches d'avocat sur le saumon.

Étape 4 : Dans un petit bol, mélangez le jus de citron, l'huile d'olive, du sel et du poivre pour créer la vinaigrette.

Étape 5 : Versez la vinaigrette sur la salade et mélangez délicatement pour enrober tous les ingrédients.

Étape 6 : Garnissez de graines de sésame, si désiré.

Étape 7 : Servez la Salade Saumon Avocat immédiatement.

Conseil : Ajoutez des quartiers de tomates ou des concombres pour plus de fraîcheur.

Information Nutritionnelle (par portion) :

• Calories : 400-450

• Protéines : 25g

• Glucides : 15g

• Lipides : 30g

• Fibres : 8g

PESTO AUX NOIX ET ÉPINARDS :

Description du Condiment : Le Pesto aux Noix et Épinards est une variante délicieuse du classique italien. Cette version met en vedette des épinards frais, des noix croquantes, de l'ail aromatique et de l'huile d'olive pour créer un pesto polyvalent et plein de saveurs. Idéal pour accompagner les pâtes, les salades ou comme garniture pour divers plats.

Ingrédients :

• 2 tasses d'épinards frais, lavés et égouttés

• 1 tasse de noix, légèrement grillées

• 2 gousses d'ail, pelées

• 1/2 tasse d'huile d'olive extra vierge

• Sel et poivre, au goût

• 1/2 tasse de parmesan râpé (facultatif)

Instructions :

Étape 1 : Dans un mixeur ou un robot culinaire, combinez les épinards, les noix et l'ail.

Étape 2 : Pulsez les ingrédients jusqu'à ce qu'ils soient bien hachés.

Étape 3 : Tout en mixant, versez lentement l'huile d'olive en filet continu jusqu'à ce que la consistance du pesto soit lisse et homogène.

Étape 4 : Assaisonnez avec du sel et du poivre selon votre goût. Ajoutez du parmesan râpé si vous le souhaitez, en mélangeant doucement.

Étape 5 : Goûtez et ajustez les assaisonnements selon vos préférences.

Étape 6 : Transférez le Pesto aux Noix et Épinards dans un bocal ou un récipient hermétique.

Étape 7 : Conservez au réfrigérateur jusqu'à utilisation.

Conseil : Ajoutez une pincée de piment rouge écrasé pour une touche épicée.

Utilisations :

• Mélangez avec des pâtes cuites pour une sauce rapide et savoureuse.

• Étalez sur des toasts pour une collation délicieuse.

• Utilisez comme marinade pour le poulet ou le poisson.

• Ajoutez à une salade pour une explosion de saveurs.

SALADE DE QUINOA AUX OLIVES ET AUX HERBES :

Description du Repas : La Salade de Quinoa aux Olives et aux Herbes est une option fraîche et nutritive qui marie la légèreté du quinoa avec la saveur salée des olives et l'arôme frais des herbes. Cette salade est complétée par une vinaigrette au citron, créant une expérience gustative équilibrée et délicieuse.

Ingrédients :

- 1 tasse de quinoa, cuit et refroidi

- 1/2 tasse d'olives vertes et noires, tranchées

- 1/4 tasse de persil frais, haché

- 2 cuillères à soupe de menthe fraîche, hachée

- Jus et zeste d'un citron

- 3 cuillères à soupe d'huile d'olive extra vierge

- Sel et poivre, au goût

Instructions :

Étape 1 : Dans un grand bol, combinez le quinoa cuit, les olives tranchées, le persil frais et la menthe fraîche.

Étape 2 : Dans un petit bol, mélangez le jus de citron, le zeste de citron, l'huile d'olive, du sel et du poivre pour créer la vinaigrette.

Étape 3 : Versez la vinaigrette sur le mélange de quinoa et mélangez délicatement pour enrober tous les ingrédients.

Étape 4 : Goûtez et ajustez l'assaisonnement selon vos préférences.

Étape 5 : Réfrigérez la salade pendant au moins 30 minutes avant de servir pour permettre aux saveurs de se mélanger.

Étape 6 : Avant de servir, garnissez de feuilles de menthe fraîche supplémentaires si désiré.

Conseil : Ajoutez des tomates cerises coupées en deux pour une touche de couleur et de fraîcheur.

Information Nutritionnelle (par portion) :

• Calories : 250-300

• Protéines : 6g

• Glucides : 30g

• Lipides : 12g

• Fibres : 4g

TENDERS DE POULET EN CROÛTE D'AMANDES :

Description du Repas : Les Tenders de Poulet en Croûte d'Amandes offrent une alternative croustillante et saine aux tenders de poulet traditionnels. Enrobez les tenders de poulet dans de la farine d'amande et faites-les cuire au four jusqu'à ce qu'ils soient dorés et délicieusement croquants. Un plat simple, sans gluten et plein de saveurs.

Ingrédients :

• 500g de tenders de poulet

• 1 tasse de farine d'amande

• 2 œufs, battus

• 1 cuillère à café de paprika

• 1 cuillère à café de sel

• 1/2 cuillère à café de poivre noir

• 1/2 cuillère à café de poudre d'ail

• Huile d'olive (pour vaporiser)

Instructions :

Étape 1 : Préchauffez le four à 200°C.

Étape 2 : Dans un bol, mélangez la farine d'amande, le paprika, le sel, le poivre noir et la poudre d'ail.

Étape 3 : Trempez chaque tender de poulet dans les œufs battus, puis enrobez-les généreusement de la mixture de farine d'amande, en appuyant légèrement pour faire adhérer.

Étape 4 : Placez les tenders en croûte d'amandes sur une plaque de cuisson recouverte de papier sulfurisé.

Étape 5 : Vaporisez légèrement les tenders avec de l'huile d'olive.

Étape 6 : Faites cuire au four pendant environ 20-25 minutes, ou jusqu'à ce que les tenders soient dorés et bien cuits.

Étape 7 : Retirez du four et laissez reposer quelques minutes avant de servir.

Étape 8 : Servez les Tenders de Poulet en Croûte d'Amandes avec une sauce de votre choix.

Conseil : Accompagnez de quartiers de citron pour une touche de fraîcheur.

Information Nutritionnelle (par portion) :

• Calories : 300-350

• Protéines : 30g

• Glucides : 5g

• Lipides : 18g

• Fibres : 3g

CONCLUSION

En conclusion, à mesure que notre compréhension du lymphœdème évolue, les individus explorent des approches holistiques telles que le Régime RAD pour compléter les interventions médicales traditionnelles. Bien que des recherches continues soient nécessaires pour établir pleinement l'efficacité des interventions alimentaires dans la gestion du lymphœdème, l'accent mis sur une alimentation équilibrée et anti-inflammatoire souligne l'importance des facteurs liés au mode de vie dans la promotion de la santé globale pour ceux touchés par cette condition. Comme pour toute condition médicale, les personnes envisageant le Régime RAD devraient consulter des professionnels de la santé pour garantir une approche sûre et personnalisée pour répondre à leurs besoins de santé uniques.

9 7 9 8 8 7 2 3 5 5 0 6 9